NCP

北京科技大学能源与环境工程学院 环境暴露与健康研究中心
中国环境科学研究院 环境基准与风险评估国家重点实验室 编
北京航空航天大学空间与环境学院 环境化学与毒理学实验室

高等院校学生和教职工

GAODENG YUANXIAO
XUESHENG HE JIAOZHIGONG

新型冠状病毒肺炎暴露风险防范手册

XINXING GUANZHUANG BINGDU FEIYAN
BAOLU FENGXIAN FANGFAN SHOUCE

中国环境出版集团 · 北京

图书在版编目（CIP）数据

新型冠状病毒肺炎暴露风险防范手册 . 高等院校学生和教职工 / 北京科技大学能源与环境工程学院环境暴露与健康研究中心，中国环境科学研究院环境基准与风险评估国家重点实验室，北京航空航天大学空间与环境学院环境化学与毒理学实验室编 . -- 北京 : 中国环境出版集团 ,2020.2

ISBN 978-7-5111-4306-8

Ⅰ . ①新… Ⅱ . ①北… ②中… ③北… Ⅲ . ①日冕形病毒－病毒病－肺炎－预防 (卫生) －手册 Ⅳ . ① R563.101-62

中国版本图书馆 CIP 数据核字 (2020) 第 024217 号

出 版 人　武德凯
责任编辑　赵惠芬
责任校对　任　丽
装帧设计　彭　杉

出版发行　中国环境出版集团
（100062 北京市东城区广渠门内大街 16 号）
网　　址：http://www.cesp.com.cn
电子邮箱：bjgl@cesp.com.cn
联系电话：010-67112765（编辑管理部）
发行热线：010-67125803，010-67113405（传真）

印　　刷　北京中科印刷有限公司
经　　销　各地新华书店
版　　次　2020 年 2 月第 1 版
印　　次　2020 年 2 月第 1 次印刷
开　　本　880×1230　1/32
印　　张　2.25
字　　数　50 千字
定　　价　8.00 元

编写人员

编写单位

北京科技大学能源与环境工程学院　环境暴露与健康研究中心

中国环境科学研究院　环境基准与风险评估国家重点实验室

北京航空航天大学空间与环境学院　环境化学与毒理学实验室

丛书主编

段小丽　赵晓丽

分册主编

李　赛　陈　星　段小丽　赵晓丽

编写组成员（以姓氏笔画为序）

马　瑾　王　颖　王贝贝　邢　奕　李　赛　李子富

陈　星　范文宏　金小伟　郑方圆　赵晓丽　段小丽

姜　楠　秦　宁　徐　建　徐翔宇　郭　倩　曹素珍

常　江　董春阳　谢牧星　霍守亮　穆云松

咨询专家

吴丰昌	院士 / 研究员	中国环境科学研究院
杨功焕	研究员	中国疾病预防控制中心
潘小川	教　授	北京大学医学部
白雪涛	研究员	中国疾病预防控制中心
徐东群	研究员	中国疾病预防控制中心
许　群	教　授	中国医学科学院基础医学研究所

前 言

2019 年 12 月，武汉市发生聚集性不明原因肺炎病例，随着疫情在全国范围内的发展和扩大，经全基因组测序确认为“新型冠状病毒”，世界卫生组织将其命名为“COVID-19”。人感染了新型冠状病毒后常见体征有：呼吸道症状（包括咳嗽、气促、呼吸困难）、消化道症状及全身症状（如乏力）。在较严重病例中，感染可导致肺炎、严重呼吸道感染、呼吸衰竭，甚至死亡。

新型冠状病毒肺炎疫情的快速传播引起了党中央和国务院高度重视，国家多部门出台举措合力防控新型冠状病毒肺炎。习近平总书记对新型冠状病毒肺炎疫情作出重要指示，强调要把人民群众的生命安全和身体健康放在第一位，坚决遏制疫情蔓延势头。面对返程高峰和疫情发展形势，当前进入了疫情防控的攻坚期和关键期，各行各业的人们积极响应，个人更应当从自我防护做起，共同打赢疫情防控阻击战。

暴露科学是环境与健康领域的新兴学科，主要研究人体暴露污染物的特征和有关理论方法学。随着当前非靶向分析技术和大数据等技术的发展，对环境暴露因素的监测已经从“管中窥豹式”发展成为“全景式”，暴露组学应运而生，关注人体从出生开始的整个生命周期中对化学性、物理性和生物性因素的暴露以及自身行为因素，可以更全面系统地了解人的环境暴露特征，有针对性地进行健康风险防控。暴露组学也被认为是 21 世纪破解疾病之谜的主要切入点。北京科技大学环境暴露与健康研究中心紧密围绕“暴露科学和暴露组学”，以“减少暴露，改善健康”为宗旨，在暴露行为模式、暴露测量、环境健康风险评估与管理相关标准及政策等方面深入开展了前瞻性、系统性的研究工作。该中心负责人段小丽教授于“十二五”期间在环境保护部（现生态环境部）的支持之下，牵头组织开展了我国首次全国范围内大规模的“中国人群环境暴露行为模式研究”，编制了首套《中国人群暴露参数手册》（成人卷）（儿童卷 0 ～ 5 岁）（儿童卷 6 ～ 17 岁），主编了《暴露参数调查技术规范》（HJ 877—2017）、《暴露参数调查基本数据集》（HJ 968—2019）等国家标准，“区域环境污染人群暴露风险防控技术及其应用”技术成果获得“ 2018 年国家科学技术进步奖二等奖”，为我国环境暴露评价和健康风险防范提供了重要的科技支撑。中国环境科学研究院环境基准与风险评估国家重点实验室是我国生态环境系统唯一的国家重点实验室，也是我国生态环境领域为数不多的重点实验室之一，于 2011 年获科技部批准建设，2014 年通过验收。中国环境科学研究院环境基准与风险评估国家重点实验室紧密围绕国家生态文明建设和污染防治攻坚战的战略目标，面向国际科技前沿，在环境质量演变、环境基准和风险评估新理论、新技术以及管理支撑关键技术等方面开展创新研究，形成目标导向型的基础研究特色，为生态环境保护精准化管理和环境风险管控提供有力支撑。

北京科技大学环境暴露与健康研究中心、中国环境科学研究院环境基准与风险评估国家重点实验室联合，根据国务院应对新型冠状病毒肺炎疫情联防联控机制印发的《新型冠状病毒感染不同风险人群防护指南》，广泛搜集资料，经过深入的研究和悉心的整理，组织编写了《新型冠状病毒肺炎暴露风险防范手册》（以下简称《手册》）（系列），涉及环保相关从业人员、高等院校学生和教职工、特殊从业人员以及普通大众人群等。希望通过本《手册》能够提高不同从业人员对新型冠状病毒肺炎的认知，更有针对性地对不同的暴露行为予以指导，提高自我防护意识和防护水平。

高等院校作为特殊的场所，具有人员聚集性强、相对封闭等特点，更应该加强教职工及学生识别控制传染源的意识，提高切断传播途径的效率。教育部根据中共中央政治局常务委员会会议精神，对全国教育系统疫情防控工作进行再研究、再部署、再动员。各级教委和高等院校也从疫情阻断、宣传教育、心理疏通等各个方面积极采取措施，严防严控疫情。

为了积极响应教育部的号召，结合高等院校的人群暴露特征，我们又联合北京航空航天大学空间与环境学院环境化学与毒理学实验室组织编写了《新型冠状病毒肺炎暴露风险防范手册 高等院校学生和教职工》。该分册包括四部分内容：第一部分是基本知识，介绍了新型冠状病毒肺炎的特征、传播途径、流行趋势等；第二部分是高校管理方面的防控措施，旨在为疫情期间高校的管理提供依据；第三部分是高校相关人员个体防护措施，分为学生、教师、家属区居住人员、后勤工作人员和其他流动人员等几个方面，对其可能的典型暴露场景、暴露行为模式提出防范措施；第四部分是针对个人防护、心理行为等方面的基本防护知识。本《手册》适用于在高等院校就读的学生和从事高等教育工作的教职工以及在高等院校内从事环卫、安保、后勤等工作的人员。希望通过努力，能够更加有效地为高校内的人群群体提供防护手册，尽微薄之力为疫情防控阻击战作出贡献。

在《手册》的编写过程中，得到了国内多位专家的指导，包括来自中国环境科学研究院的吴丰昌院士、来自中国疾病预防控制中心的杨功焕研究员、来自中国疾病预防控制中心的白雪涛研究员、来自中国疾病预防控制中心的徐东群研究员、来自北京大学医学部的潘小川教授和来自中国医学科学院基础医学研究所的许群教授，插图绘制得到了廊坊蜂海科技有限公司的支持，在此表示衷心的感谢。

由于时间仓促，难免有错误和不足之处，敬请谅解和批评指正，如有问题，烦请与作者联系（jasmine@ustb.edu.cn）。

编写组

2020 年 2 月 3 日

目录

第一部分　基本知识 /1

第二部分　学校管理篇 /9

1

第一部分

基本知识

1. 什么是新型冠状病毒肺炎?

冠状病毒是一种在动物与人类之间传播的人畜共患病毒，在自然界中广泛存在。由于它们在电子显微镜下头戴“皇冠”，所以将其命名为冠状病毒。

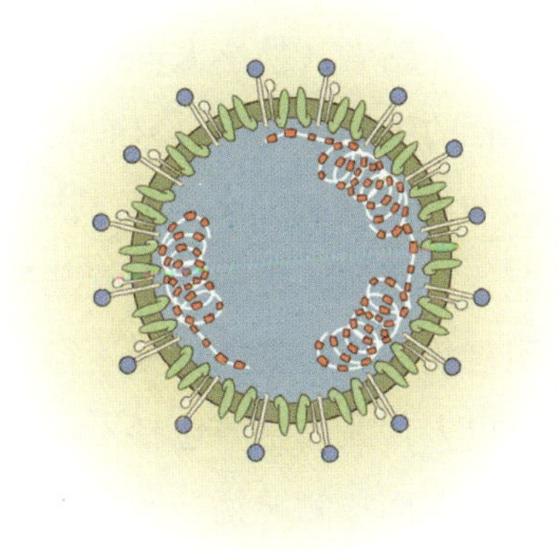

新型冠状病毒是以前从未在人体中发现的冠状病毒新毒株。世界卫生组织将此次中国武汉检出的病毒命名为“COVID-19”。2019 新型冠状病毒属于 β 属的新型冠状病毒，有包膜，颗粒呈圆形或椭圆形，常为多形性，直径为 60 ～ 140 纳米，其基因特征与严重急性呼吸综合征相关的冠状病毒（SARSr-CoV）和中东呼吸综合征相关冠状病毒（MERSr-CoV）有明显区别。

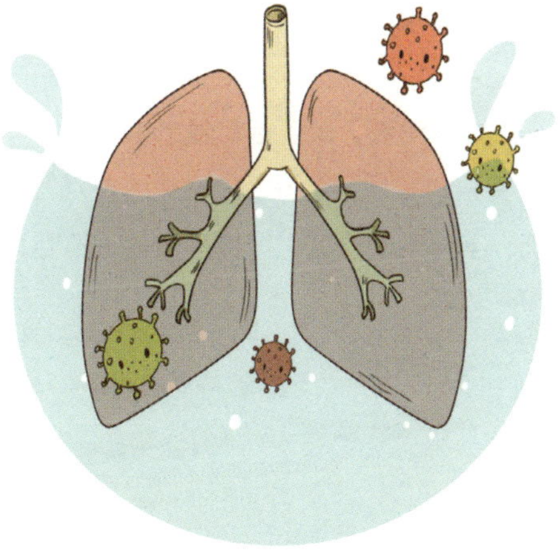

新型冠状病毒肺炎是指新型冠状病毒感染导致的肺炎。人感染了新型冠状病毒后，常见体征有呼吸道症状，包括咳嗽、气促、呼吸困难，还有消化道症状及全身症状（如乏力）。在较严重的病例中，感染可导致肺炎、严重呼吸道感染、呼吸衰竭，甚至死亡。

2. 新型冠状病毒肺炎的主要传播途径有哪些?

任何一种传染病的传播都必须满足三个环节，即传染源、传播途径和易感者（易感人群）。这三个环节是构成传染病在人群中发生和流行的生物学基础，只有这三个环节同时存在，传染病才可能造成传播与流行，而只要切断其中的任何一个环节，传染病就不能传播与流行。例如，接种疫苗就是为了保护易感人群，从而不得传染病。新型冠状病毒肺炎的传播途径，最初可能来源于野生动物，目前已发现可以人传人，主要包括飞沫传播（打喷嚏、咳嗽等）、气溶胶传播和物体表面接触传播（用接触过病毒的手挖鼻孔、揉眼睛等）三种，也存在粪口传播的风险。

表 1　新型冠状病毒肺炎的三种传播途径

传播途径	传播方式
飞沫传播	患者打喷嚏、咳嗽、说话的飞沫，乃至呼出的气体，近距离接触直接吸入可以导致感染
气溶胶传播	飞沫混合在空气中，形成气溶胶，吸入后导致感染
物体表面接触传播	飞沫沉积在物品表面，手接触污染后，再接触口腔、鼻腔、眼睛等黏膜，导致感染

3. 新型冠状病毒肺炎的主要早期症状有哪些？

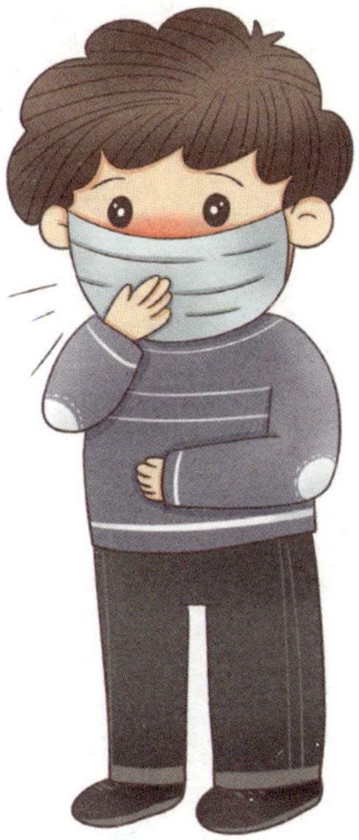

新型冠状病毒肺炎一般症状有发热、乏力、干咳，逐渐出现呼吸困难；部分患者起病症状轻微，甚至可无明显发热。严重症状有急性呼吸窘迫综合征、脓毒症休克、难以纠正的代谢性酸中毒、凝血功能障碍。除了以上发病症状外，还有可能发病症状“不典型”，例如仅以消化系统症状为首发表现，如轻度乏力、精神差、恶心呕吐、腹泻；以神经系统症状为首发表现，如头痛；以心血管系统症状为首发表现，如心慌、胸闷等；以眼科症状为首发表现，如结膜炎；或仅有轻度四肢或腰背部肌肉酸痛等。

4. 如何区分普通感冒、流行性感冒与新型冠状病毒肺炎？

新型冠状病毒肺炎早期患者存在的头痛、鼻塞、打喷嚏、咳嗽等症状，普通感冒和流行性感冒也有，但它们之间其实是有明确区别的。表 2 从不同方面具体列举了三种病症的区别。

表2　普通感冒、流行性感冒与新型冠状病毒肺炎的区别

	普通感冒	流行性感冒	新型冠状病毒肺炎
病原体	鼻病毒等多种病原体	流行性感冒病毒	新型冠状病毒（COVID-19）
一般症状	咽痛、喷嚏、流涕、鼻塞、咳嗽等	发热、头痛、肌痛和全身不适	以发热、乏力、干咳为主，少数患者伴有鼻塞、流涕、咳嗽
发热症状	一般无发热或只有低热	高热可达 39 ~ 41℃	部分患者仅表现为低热，重型、危重型患者病程中可为中低热，甚至无明显发热
全身症状	一般没有	全身肌肉酸痛	病情加重会有头痛、肌肉酸痛、关节酸痛，气促、呼吸困难、胸闷、结膜充血、恶心、呕吐、腹泻、腹痛
自愈情况	一般 5 ~ 7 天自愈	有自限性，但易引发肺炎等并发症	目前存在轻症病例和无症状感染者，多在 1 周后恢复
流行性	小规模传染，一般不流行	大范围流行	（1）发病前 14 天内有武汉市或其他有本地病例持续传播地区的旅行史或居住史；（2）发病前 14 天内曾接触过来自武汉市或其他有本地病例持续传播地区的发热或有呼吸道症状的患者；（3）存在聚集性发病或与已确诊病例、轻症病例和无症状感染者有流行病学关联
易感人群	各类人群普遍易感，全年皆可感染	老年人、儿童、慢性病患者	人群普遍易感，老年人及有基础疾病者感染后病情较重，儿童及婴幼儿也有发病

来自：腾讯网，https://new.qq.com/omn/20200201/20200201A0KV7Z00.html

5. 哪些人群是新型冠状病毒肺炎的敏感人群?

所有人群普遍对新型冠状病毒易感，但是否感染还取决于接触机会。老年人及有基础疾病者感染后病情较重。

6. 哪些人群属于新型冠状病毒肺炎的密切接触者?

- 与病例共同居住、学习、工作或其他有密切接触的人员。
- 诊疗、护理、探视病例时，未采取有效防护措施的医护人员、家属或其他与病例有类似近距离接触的人员。
- 病例同病室的其他患者及其陪护人员。
- 与病例乘坐同一交通工具并有近距离接触的人员。
- 现场调查人员，经评估认为符合条件的人员。

7. 怀疑自己或身边人感染了新型冠状病毒怎么办?

首先不要去人群密集的地方，戴上口罩，与家人保持距离，注意通风，注意个人卫生，到就近的定点救治医院发热门诊就诊。就诊时主动告诉医生接触过哪些人，配合医生开展流行病学调查。

如果怀疑身边的人感染了新型冠状病毒，首先要戴好口罩，与其保持一定距离，同时建议对方戴好口罩，到就近的定点救治医院发热门诊就诊。

8. 什么是新型冠状病毒的无症状感染者？

目前，在对病例密切接触者的观察过程中，发现有一些观察对象未表现上述相关症状，但是新型冠状病毒核酸检测呈阳性，被称为无症状感染者。还有一些病人发热不明显，偶尔干咳或者乏力。由于无症状感染者也具有一定病毒传播力，因此要严格进行隔离和医学观察。

第二部分

学校管理篇

9. 如何做好高等院校疫情防控工作？

- 成立专门防控领导小组，并组建相应专项小组，统筹指导全校做好疫情防控工作，确保组织领导到位、人员力量到位、制度保障到位、责任到位、分工到人，确保统一领导、统一指挥、统一行动。
- 加强校内各部门、各单位之间，学校与属地社区，特别是医疗卫生机构之间，学校与学生家长之间的沟通联系。
- 采取多种切实有效的方式，教育引导全校师生员工及时学习并掌握疫情防控知识，大力倡导健康生活，养成良好卫生习惯，努力使广大师生员工皆成为疫情防控的参与者和推动者。
- 充分发挥校医院和专业人员的作用，组织开展参与检查及心理咨询，做到全覆盖、无死角。
- 设置集中隔离医学观察区（参照卫生健康部门相关要求），对来自或经停疫情高发地区和被判定为密切接触者的师生进行集中医学观察。学校医疗机构应设置隔离观察区（室），对疑似病例进行隔离医学观察。若发现相关疫情情况，应按照要求及时上报和通报。

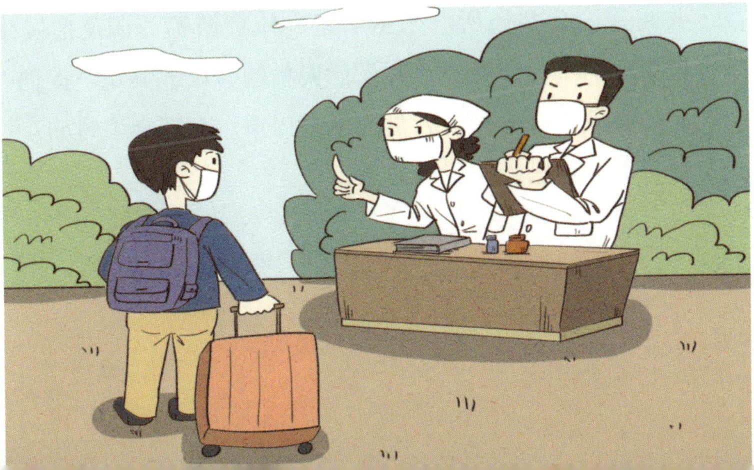

10. 如何进行校园准入管理?

根据推迟开学等相关工作要求，通过切实有效的措施，引导外地师生不提前返校。严格管理校园，对进出校门的所有人员进行身份识别和登记。在疫情解除前，对进入学校的所有人员进行体温测试。要特别关注快递、货运等流动人员的登记和监测。出入学校人员必须按要求佩戴口罩，尽量减少在校人员流动。学校公共服务岗位工作人员的防护措施标准要进一步明确，必须佩戴口罩，做好个人卫生防护。

11. 如何加强学校人员信息管理?

提前掌握学生和教职员工假期出入地情况，对来自或经停疫情高发区的师生要重点关注，督促其进行居家观察，每日早晚各测量一次体温并做好记录，自返校当日起满 14 日可解除居家观察。督促师生关注自身健康状况。

12. 如何避免聚集活动?

关闭室内公共场所，如图书室、体育馆等。在疫情发生期间，减少聚集性活动。一般不召开人群聚集的会议或典礼，提倡召开视频会议。如必须举办，参会人员应佩戴口罩，缩短会议时间，控制参会人员数量，并遵循相关卫生要求。

13. 学校如何做好后勤保障工作？

- 加强生活保障。学校食堂、超市、便利店等生活必需品服务单位，应当保障正常服务，不得擅自停业、歇业，满足学校师生日常生活需求。
- 加强物资储备。学校要对隔离区、校医院等所需口罩、消毒液等防护物资进行盘查摸底，每日统计消耗量并做好登记，根据学校实际情况评估应急需求量，并提前做好储备。
- 严格使用管理。安排专人进行防护物资管理，严格按照要求科学使用防护物资，避免过度防护、滥用和浪费。
- 严格申报纪律。学校要如实反映物资储备情况，确需物资救援的，要按照程序上报处置，不得擅自向校友或者社会发布捐赠信息。校友或者社会主动捐赠的，要做好登记和上报工作。

14. 如何进行人员密集场所的卫生管理？

食堂、宿舍、教室、图书馆、办公室、实验室、公共卫生间等重要场所，要开窗通风，保持室内空气流通。每日通风 3 ～ 5 次，每次不少于 30 分钟。定时对电梯间、楼梯间、地面、墙壁、桌面、门把手、水龙头等物体表面进行消毒。

做好进入公共场所的人员登记，尽量减少人员流动。要求出入公共场所要佩戴口罩，做好个人卫生防护。

15. 食堂环境应该如何做好消毒工作?

- 食堂操作间要保持清洁干燥，严禁生食和熟食用品混用，避免肉类生食。
- 使用后餐具、用品须高温消毒。依据《食品安全国家标准 消毒餐（饮）具》（GB 1493—2106），热力消毒包括煮沸、蒸汽、红外线消毒。
- 煮沸、蒸汽消毒保持 100℃作用 10 分钟；红外线消毒一般控制温度 120℃，作用 15 ～ 20 分钟；洗碗机消毒一般水温控制 85℃，冲洗消毒 40 秒以上。
- 食堂（餐厅）每日消毒 2 次；就餐结束后，要对餐桌、椅进行消毒，使用含有效氯 500 毫克 / 升的消毒液擦拭，作用 30 分钟后，清水擦净。

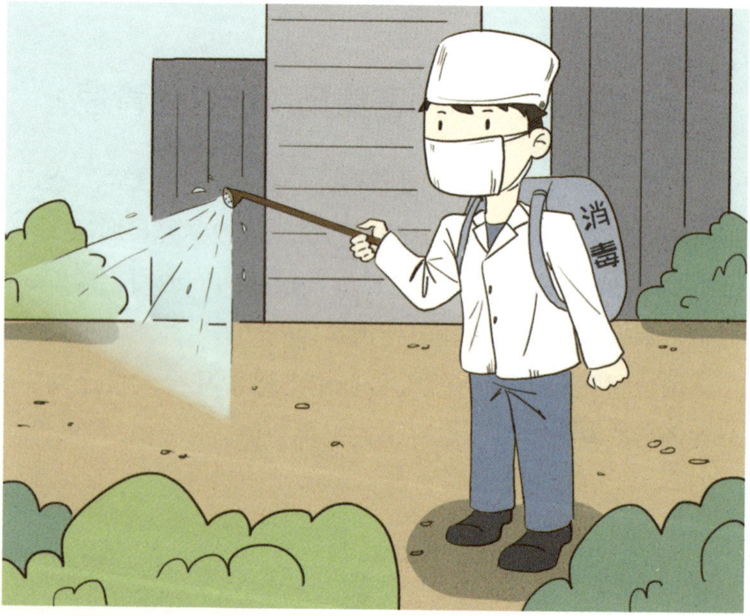

16. 如何进行学校公共环境消毒?

食堂、宿舍、教室、图书馆、办公室、实验室、公共卫生间等重要场所要进行预防性消毒。

（1）地面、墙壁：配制质量浓度为1 000毫克/升的含氯消毒液（配制方法举例：某含氯消毒液，有效氯含量为5%～6%，配制时取1份消毒液，加入49份水）。消毒作用时间应不少于15分钟。

（2）桌面、门把手、水龙头等物体表面：配制浓度为500毫克/升含氯消毒液（配制方法举例：某含氯消毒液，有效氯含量为5%，配制时取1份消毒液，加入99份水）。作用30分钟，然后用清水擦拭干净。

（3）食品用具：煮沸或流通蒸汽消毒15～30分钟；也可用有效氯为500毫克/升的含氯消毒液（例如某含氯消毒液，有效氯含量为5%，配制时取1份消毒液，加入99份水）浸泡，作用30分钟后，再用清水洗净。

（4）毛巾、衣物被褥等织物：配制质量浓度为250毫克/升的含氯消毒液（配制方法举例：某含氯消毒液，有效氯含量为5%，配制时取1份消毒液，加入199份水）。浸泡15～30分钟，然后清洗；也可用流通蒸汽或煮沸消毒15分钟。

（5）注意事项：以清洁为主，预防性消毒为辅，应避免过度消毒。针对不同消毒对象，应按照上述使用浓度、作用时间和消毒方法进行消毒，以确保消毒效果。消毒剂具有一定的毒性和刺激性，配制和使用时应注意个人防护，应戴防护眼镜、口罩和手套等，同时消毒剂具有一定的腐蚀性，注意消毒后用清水擦拭，防止对消毒物品造成损坏。所使用的消毒剂应在有效期内。

17. 如何进行共享单车、公共器械等物品消毒?

尽量控制共享单车（电车）进出校门，定期使用 75% 酒精或消毒液擦拭与人接触的物体部位。

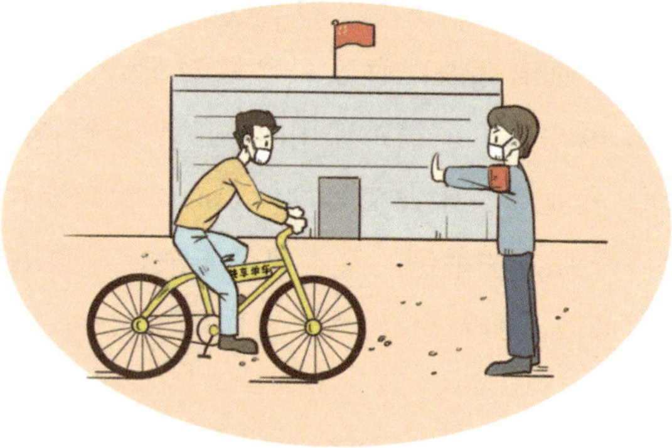

18. 发现校内相关人员出现新型冠状病毒肺炎如何进行应急处置?

- 发现师生出现新型冠状病毒肺炎可疑症状，如发热、咳嗽、咽痛、胸闷、呼吸困难、轻度纳差、乏力、精神稍差、恶心呕吐、腹泻、头疼等，应立即隔离，为师生（包括与疑似病例接触的师生）提供医用口罩，及时到就近的发热门诊就诊。
- 配合疾病预防控制中心工作人员开展流行病学调查。
- 在辖区疾病预防控制中心和中小学卫生保健所工作人员指导下对环境和物品进行消毒。
- 经判定为密切接触者的师生，应接受 14 天的居家或集中隔离医学观察。

19. 开学前学校如何做好防控工作？

- 根据教育部《关于切实做好新型冠状病毒感染的肺炎疫情防控工作的通知》文件精神，落实四方责任，制订完善本校传染病防控应急预案，责任到位，分工到人。
- 提前了解外地返校师生的相关信息和健康情况。对来自或经停湖北的师生重点关注，采取隔离措施并进行医学观察，每日早晚各进行一次体温检测并做好记录，自返校当日起满 14 日无新型冠状病毒肺炎相关症状后方可解除观察。对其他地区返校师生要做好体温监测及症状筛查。对于已在校的师生要每日了解健康状况。
- 学校应设置集中隔离医学观察区（参照卫生健康部门相关要求），对来自或经停湖北以及疫情高发地区和被判定为密切接触者的师生进行集中医学观察。学校医疗机构应设置隔离观察区（室），对疑似病例进行隔离医学观察。
- 为师生提供“慕课”“空中课堂”等多种形式的网络学习内容，并督促师生合理安排网络学习。
- 要做好物资准备，包括体温计、必要的防护用品和消毒用品等。

20. 开学后学校如何做好防控工作？

- 组织两周内来自或经停疫情高发地区的师生，进行集中隔离医学观察，减少与其他人的密切接触，每日上下午各测量 1 次体温并做好记录，同时报告校医院，自返校之日起医学观察 14 天，期满后方可上课。

- 以多种形式开展健康教育，尽早组织全体师生员工开展新型冠状病毒感染防控知识和技能的培训，培养师生良好卫生习惯和技能，提高防病意识。
- 开展因病缺勤监测，每天对因病缺勤的师生进行电话随访，及时了解掌握师生健康状况。
- 教室和宿舍保持清洁，加强卫生管理，按要求开窗通风。每天通风 2 ～ 3 次，每次至少 30 分钟。使用集中空调通风系统的建议全新风运行。
- 设置充足的洗手设施和洗手液或香皂等卫生用品。
- 合理安排教学，减少聚集性活动，集体性活动尽量安排在室外进行。
- 每日对食堂、宿舍、教室、图书馆等重要场所进行预防性消毒。

21. 学校如何做好宣传教育?

加强疫情知识宣传普及。各类学校开学第一课可宣讲公共卫生健康知识和新型冠状病毒肺炎防范知识。以编写防护手册等多种形式对师生员工加强宣传教育，执行国家卫健委《新型冠状病毒感染的肺炎公众防护指南》。指导学生做好个人日常卫生管理和各项防护措施，保护自己，远离病毒，自觉为疫情防控作贡献。可利用电子显示屏、微信公众号、宣传横幅、工作群、电话通知等多种方式，宣传新型冠状病毒和冬春季传染病防控知识，提升疫情防控意识，切实做好疫情防控工作。

3

第三部分

个体防护篇

学生篇

为了积极做好疫情防控工作，最大限度阻断疫情传播扩散渠道，根据教育部《关于 2020 年春季学期延期开学的通知》规定，春节返乡学生未经学校批准不要提前返校。应遵从学校疫情防控的各项措施和要求，做好个人防控的同时，注意身体和心理健康，利用好网络学习资源。

居家未归学生

22. 假期居家如何做好个人防护?

- 居室勤开窗，经常通风。
- 饭前便后，用洗手液或肥皂流水洗手，或者使用含酒精成分的免洗洗手液，洗手时间大于 15 秒。
- 家庭成员不共用毛巾、不共用餐具。
- 保持家具、餐具清洁，勤晒衣被。
- 不确定手是否清洁时，避免用手接触口、鼻、眼。
- 打喷嚏或咳嗽时，用手肘衣服遮住口、鼻。口鼻分泌物用纸巾包好，弃置于有盖的垃圾桶内。

- 注意营养，适度运动。
- 不要接触和食用野生动物（即野味）。
- 家庭备置体温计、一次性医用口罩、医用外科口罩（条件允许可另外备置 N95 口罩）、家庭消毒用品等物资。

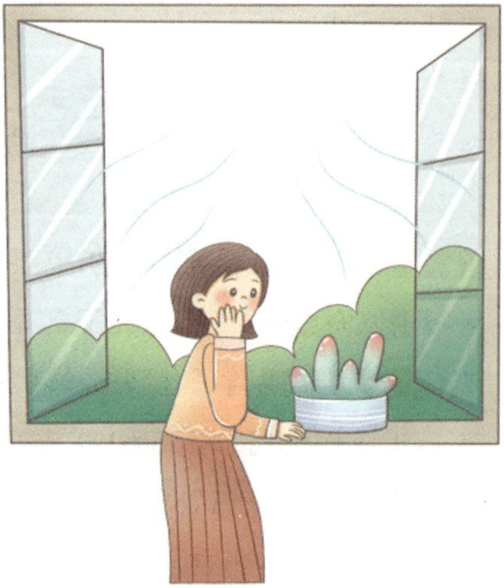

23. 假期外出如何做好个人防护？

- 尽量减少外出活动。减少走访亲友和聚餐，尽量在家休息；减少到人员密集的公共场所活动，尤其是空气流动性差的地方。
- 若必须出门，在人群密集处要佩戴口罩。
- 尽量不乘坐公共交通工具，建议步行、骑行或乘坐私家车。如必须乘坐公共交通工具时，务必全程佩戴口罩，一次性医用口罩或医用外科口罩即可，有条件的可以佩戴 N95 口罩。途中尽量避免用手直接接触摸车上物品。
- 保持手部卫生。减少接触公共场所的公用物品和设施。外出回到家中摘掉口罩后应首先洗手消毒，手机和钥匙等可能会频繁接触到的物品使用消毒湿巾或 75% 酒精擦拭。

24. 假期如何做好自我健康监测？

建议学生在家每日进行健康监测（最好早晚各一次），并根据社区或学校要求向社区或学校指定负责人报告。若出现发热、咳嗽、咽痛、胸闷、呼吸困难、乏力、恶心呕吐、腹泻、结膜炎、肌肉酸痛等可疑症状，应及时报告或由监护人报告学校或社区相关人员，做好防护后及时到定点医院就诊。

25. 假期如果身体有异样应该如何做？

- 假期学生在家每日应进行自我健康监测。
- 如出现发热、咳嗽等可疑症状，应主动报告或由学生监护人报告社区，并主动戴上口罩，及时就近就医。
- 若出现新型冠状病毒肺炎可疑症状（包括发热、咳嗽、咽痛、胸闷、呼吸困难、轻度纳差、乏力、精神稍差、恶心呕吐、腹泻、头痛、心慌、结膜炎、轻度四肢或腰背部肌肉酸痛等），应根据病情，及时到医疗机构就诊。前往就医时，尽量避免乘坐地铁、公共汽车等交通工具。就诊时应主动告诉医生自己的疾病史、旅居史及接触史，以及发病后的活动轨迹和接触人群，配合医生开展相关调查。

26. 开学后返校途中如何做好个人防护？

- 乘坐公共交通工具时，务必全程佩戴口罩，一次性医用口罩或医用外科口罩即可，有条件的可以佩戴 N95 口罩。途中尽量避免用手直接触摸车上物品。

- 接触公共卫生间的把手及按钮之后要及时清洗双手。
- 尽可能与周围乘客保持距离（条件允许时至少 1.5 米），避免近距离谈话。
- 旅途中做好健康监测，自觉发热时主动测量体温。
- 妥善保存旅行票据信息，配合可能的相关密切接触者调查。
- 发现身边出现可疑症状人员，避免与其近距离接触，并及时报告乘务人员。

27. 居家期间如何创造一个良好的学习与生活环境？

- 经常通风，呼吸新鲜自然空气。在居家隔离期间，不能把自己长期封闭在封闭环境里学习与生活，而应该时不时打开窗户，呼吸一下室外自然清新的空气。
- 可以养殖一些鲜花、植物、盆景和观赏鱼，这不仅有助于转移注意力，也能够帮助减压，还可以去阳台上看看周边的景观，调节心情。
- 增加环境中能够分散注意力的积极因素。在居家过程中，可以对室内环境做一些小小的调整，比如通过手机、电脑播放音乐；在自己随手能够到的地方放上自己喜欢的书籍和零食。通过增加一些让自己能够分散对疫情注意力的积极因素，调节自己的心情。

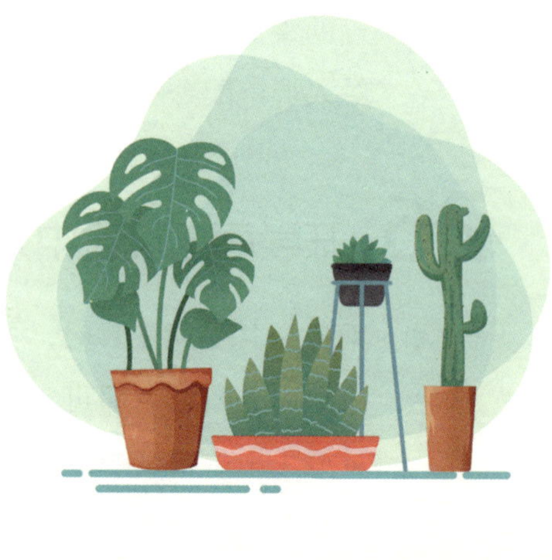

28. 居家期间有哪些学习资源?

居家期间要自主学习自己感兴趣的课程或技能。

学习平台目录

- 学习强国（http://www.xuexi.cn/）
- 高教考试在线（http://px.hep.edu.cn/）
- 国家开放大学学习网（http://www.ouchn.cn）
- 维普资讯中文期刊服务平台（http://qikan.cqvip.com）
- 超星数据库资源（http://www.chaoxing.com）
- 中国大学 MOOC 平台（http://www.icourse163.org）
- 中国知网（https://www.cnki.net）
- 学堂在线（https://next.xuetangx.com）

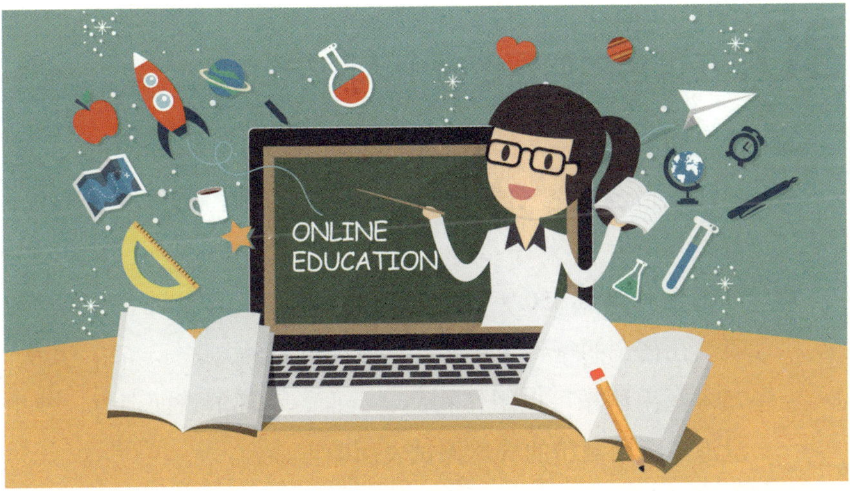

在校学生

29. 进出校园如何做好个人防护?

- 对于有特殊情况留校的学生，应严格遵从学校有关要求。已在校学生原则上不允许进出学校。凡进入校园的学生须出示有效证件（学生证、校园卡等），同时佩戴口罩等个人防护用具，且均需按要求进行登记并接受体温检测，体温正常方可入内。
- 若有出现发热、乏力、干咳及胸闷等疑似新型冠状病毒感染症状的人员，应主动戴上口罩到就近的医疗机构就诊。
- 如果有相关疾病流行地区的旅游史及发病后的活动轨迹和接触人群，应主动告知预检分诊或发热门诊的医务人员和接诊医师，并配合开展相关调查。

30. 在宿舍内如何做好个人防护?

- 应做到不串门、不接触非本宿舍人员。
- 要注重宿舍里空气的流通，窗户对流通风，每日 3 ～ 5 次，每次不少于 30 分钟。
- 可用含有效氯 250 ～ 500 毫克 / 升的含氯消毒剂用喷壶均匀喷洒在宿舍的每一个角落，且保证每天至少进行一次；其次，75% 医用酒精可以用作物品、台面、手部的表面消毒，使用浸泡了医用酒精的棉球擦拭表面即可。

- 保持衣服、被褥、座椅套等纺织物清洁，可定期洗涤、消毒处理。可先用 250 毫克 / 升的含氯消毒液浸泡 15 ～ 30 分钟，然后常规清洗。
- 勤倒垃圾，可定期对垃圾桶等垃圾盛装容器进行消毒处理。

31. 去食堂如何做好个人防护?

- 要采用分餐进食，尽量分散就餐。
- 坐下吃饭时再脱口罩，避免面对面就餐，若条件允许应隔位就座或保持人际间的安全防护距离（尽量保持 1.5 米），避免就餐说话，避免扎堆就餐。
- 就餐前、就餐后注意洗手。

32. 前往教室、自习室、图书馆等人员密集区域如何做好个人防护?

- 教室、图书馆、自习室作为校园人口密集区域，在出入时，务必全程佩戴口罩，尽量做到和他人保持距离。多人共处一室时，如有必要全程佩戴口罩。
- 咳嗽和打喷嚏时使用纸巾或屈肘遮掩口鼻，纸巾不能随意丢弃，防止飞沫传播。
- 触碰墙面、把手等公共部位后，要注意勤洗手，或使用免洗洗手液、消毒湿纸巾擦拭，防止病毒传播。

33. 在学生办公室如何做好个人防护？

- 保持办公区环境清洁，定期消毒，及时清理垃圾。
- 尽量不使用中央空调，保证排气系统运转正常，定期清洗空调滤网，加强开窗通风换气。建议每日通风 3 ～ 5 次，每次 30 分钟。通风时注意保暖。
- 人与人之间尽量保持 1.5 米以上距离。多人办公时要佩戴口罩，接待外来人员时双方佩戴口罩。
- 保持勤洗手、多饮水，坚持在进食前、如厕后严格洗手。
- 公用物品及公共接触物品或部位要定期清洗和消毒。

34. 在实验室如何做好个人防护？

- 疫情期间尽量停止实验室工作。
- 若必须进入实验室，要听从老师安排，避免密集工作。
- 佩戴口罩，做好防护。
- 若从事与病毒等相关的研究，要严格遵守有关规程。
- 按照要求进行废液和固体废弃物等的处理处置。

35. 去超市、商店购物时如何做好个人防护？

- 原则上在校学生应尽量避免到人群密集、通风不良的公共场所。
- 如必须前往超市购物时，应严格佩戴口罩。
- 购物时避免与他人或物品直接接触，如有需要可佩戴手套。

与他人谈话时尽量保持 1.5 米以上距离。

- 回来后要及时洗手，有条件可以对购物袋表面进行必要的消毒。

36. 去健身房、体育馆等公共场合应该注意什么?

原则上疫情期间严禁进出学校健身房、体育馆等公共场合。可在户外开阔处或宿舍内进行适当、适度活动，保证身体状况良好，避免过度、过量运动，造成身体免疫能力下降。如有特殊情况进入密闭室内，要正确佩戴口罩，减少在人群密集的地方停留的时间。

37. 在校期间如何做好个人卫生?

- 注意咳嗽礼仪和手部卫生。咳嗽或者打喷嚏时用纸巾或采用肘护、衣袖遮掩口鼻，摘口罩前、后做好手卫生，用过的纸巾、口罩等放置到加盖垃圾桶内。
- 饭前便后勤洗手。从公共场所返回、用手遮挡咳嗽、打喷嚏后、饭前便后，接触自己面部，特别是鼻孔与眼睛前，要用洗手液或肥皂流水洗手，洗手时按照“七步法”，需持续 15 秒以上。如无条件洗手时，可用消毒湿巾或免洗手消毒剂擦拭手进行消毒处理。尽量减少接触公共场所的公共物品和部位。
- 不随地吐痰。口鼻分泌物可以用纸巾包好投入垃圾桶。

38. 在校期间如何做好个人健康监测？

学生在校期间应每日监测体温和健康状况，尽量减少不必要的外出，避免接触其他人员。如出现可疑症状，应立刻向疫情管理人员报告，配合医疗卫生机构做好密切接触者管理和消毒等工作。

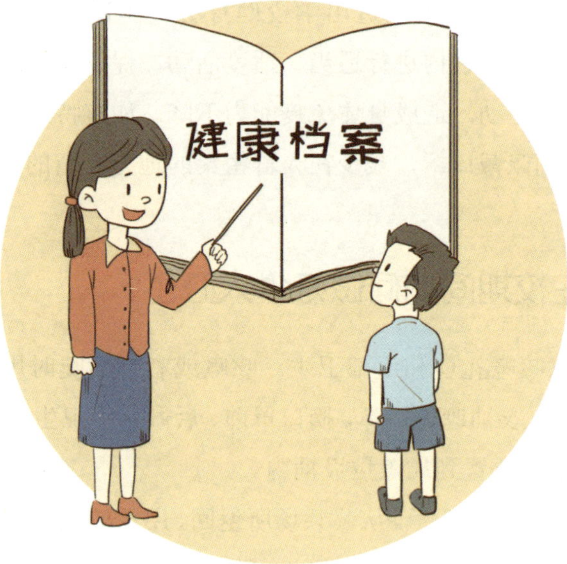

教师篇

教师作为学生健康成长的指导者和引路人，作为学生亲近可信赖的良师益友，应该积极做好疫情防控的各项工作，深刻学习领会习近平总书记关于疫情防控工作的重要讲话、指示精神，主动了解各地疫情防控工作政策，学习疫情防控相关知识，并做好学校对疫情防控的部署和要求；遵守学校相关规定，主动配合学校、社区、卫生等部门的工作，及时上报身体状况。如发现疫情要主动报告、主动隔离、主动就诊；关注疫情发展形势，了解学生家乡疫情，特别关注疫情严重地区，有心理问题的学生，发现异常情况及时上报，全力做好疫情防控工作。当然，教师作为较早投入工作的公职人员，应该做好日常工作和生活的个人防护，加强识别控制传染源意识，提高切断传播途径的效率，安全办公。

39. 上下班途中如何做好个人防护?

- 尽量不乘坐公共交通工具，建议步行、骑行或乘坐私家车、班车上班。乘坐公共交通工具时，务必全程佩戴口罩，一次性医用口罩或医用外科口罩即可，有条件的可以佩戴 N95 口罩。途中尽量避免用手直接触摸车上物品。

- 途中尽量避免用手触摸公共交通上的物品。注意与车上人员保持距离（条件允许下 1.5 米以上）。
- 到达目的地摘掉口罩后首先洗手消毒。
- 手机和钥匙使用消毒湿巾或 75% 酒精擦拭。

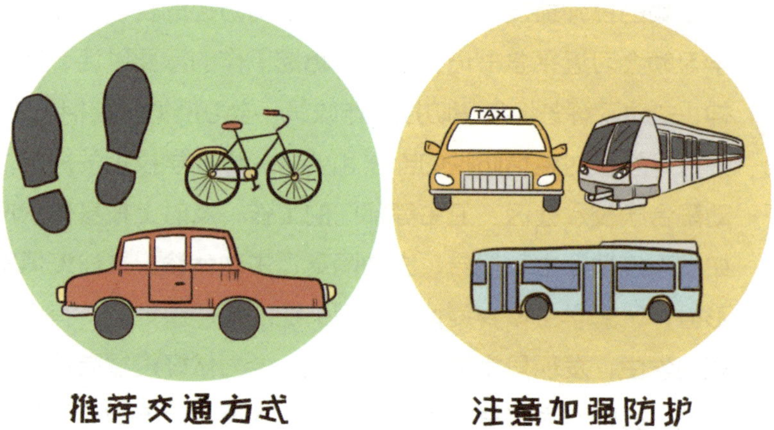

40. 进入办公楼如何做好个人防护？

- 疫情期间未经许可不进入办公楼或者实验楼。
- 若必须进入，应自觉接受体温检测，体温正常可入楼工作，并到卫生间洗手。根据学校规定，若有发热症状，请勿入楼工作。

41. 进入办公室如何做好个人防护？

- 保持办公区环境清洁，建议每日通风 3 ～ 5 次，每次 20 ～ 30 分钟，通风时注意保暖。
- 保持勤洗手、多饮水，按照“七步法”严格洗手。
- 避免办公室之间人员流动。尽量不接待外来人员，如必要接待，做好身份登记，双方佩戴口罩。
- 人与人之间尽量保持 1.5 米以上安全距离，多人办公时佩戴口罩。

42. 传阅文件如何做好个人防护？

传递纸质文件前后均需洗手，传阅文件时保持安全距离、全程佩戴口罩。

43. 电话消毒如何做？

- 接打电话后要洗手。
- 建议座机电话每日用 75% 酒精擦拭两次，如使用频繁增至 4 次。

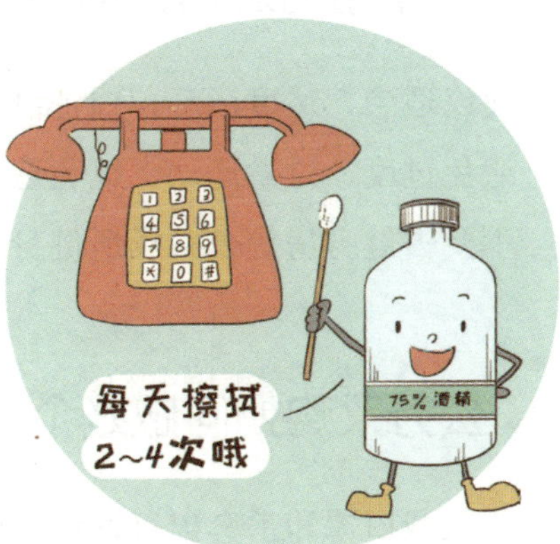

44. 参加会议如何做好个人防护？

建议采用“非必须，不参会”的原则，尽量避免或减少参会，可使用云会议、网络会议的形式。若必须现场参会，建议佩戴口罩，进入会议室前洗手消毒。开会期间人员尽量间隔 1.5 米以上。减少集中开会，控制会议时间，会议时间超过 1 小时，至少开窗通风 1 次。会议结束后场地、家具须进行消毒。茶具用品建议开水浸泡消毒。

45. 食堂进餐如何做好个人防护？

- 要采用分餐进食，尽量分散就餐。
- 坐下吃饭时才摘口罩，避免面对面就餐，若条件允许应隔位就座或保持人际安全防护距离（尽量保持 1.5 米），避免就餐说话，避免扎堆就餐。
- 就餐前、就餐后注意洗手。

46. 工作期间运动如何做好个人防护？

- 建议适当、适度活动，保证身体状况良好。
- 避免过度、过量运动，以免造成身体免疫能力下降。
- 不要去健身房等公共场所健身。

47. 公务采购如何做好个人防护？

- 须佩戴口罩和手套出行，避开密集人群。

- 与人接触尽量保持 1.5 米以上距离，避免在公共场所长时间停留。
- 外出归来后要及时洗手，对采购的物品表面要及时消毒。

48. 外地教职工返校如何做好个人防护?

返校教职工须在家隔离满 14 天，经学校批准后方可返回工作岗位。最近 14 天内赴湖北地区参加活动、探亲访友的教职员工，返校后第一时间向所在二级单位报告信息，自觉在家隔离至少 2 周，每日测量体温并报学校。

49. 居家如何做好个人防护?

- 家庭置备体温计、口罩、家用消毒用品等物品。
- 未接触过疑似病例或确诊患者，且外观完好、无异味或脏污的口罩，回家后可放置于居室通风干燥处，以备下次使用。破损、变形或变湿需要丢弃的口罩，按照生活垃圾分类的要求处理。
- 随时保持手卫生，从公共场所返回、咳嗽手捂之后、饭前便后，用洗手液或香皂流水洗手，或者使用免洗洗手液。不确定手是否清洁时，避免用手接触口鼻眼。打喷嚏或咳嗽时，用手肘衣服遮住口鼻。
- 居室整洁，勤开窗，经常通风，定时消毒。平衡膳食，均衡营养，适度运动，充分休息。不随地吐痰，口鼻分泌物用纸巾包好，弃置于有盖垃圾箱内。

50. 前往超市等公共场所要注意什么？

- 减少走亲访友和聚餐，尽量在家休息。减少到人员密集的公共场所活动，尤其是相对封闭、空气流动差的场所。
- 如必须前往超市购物时，应严格佩戴口罩。购物时避免与他人或物品直接接触，如有需要可佩戴手套。与他人谈话时尽量保持 1.5 米以上距离。
- 回来后要及时洗手，有条件可以对购物袋表面进行必要的消毒。

教辅管理及后勤等相关工作人员篇

学校管理部门、后勤部门、安保及社区工作人员等在疫情期间坚守岗位，围绕本职工作，尽职尽责，为维护学校正常运转和学校的疫情防控做出了很大的贡献。

51. 科室办公人员如何做好个人防护？

- 尽量采取远程办公的方式，如采用电子版材料、电子印章、电子签字章等，减少人员来往。

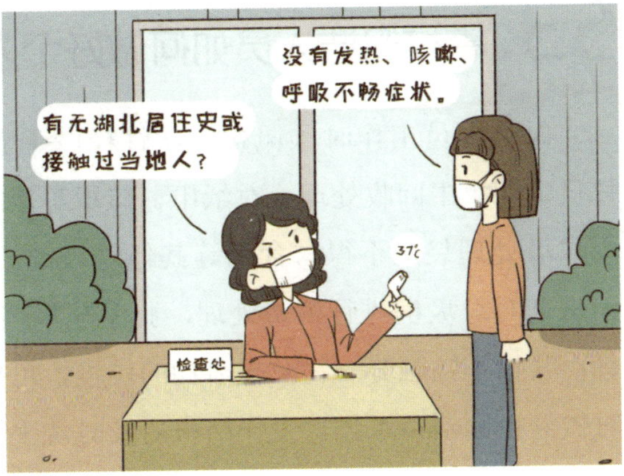
没有发热、咳嗽、
呼吸不畅症状。
有无湖北居住史或
接触过当地人？
37℃
检查处

- 科室办公人员办公期间需佩戴口罩、手套，对于外来纸质文件、物品等接触后要勤洗手。
- 对公用电话、笔、空调等物品要定时消毒。
- 做好来访人员记录，对于到访人员要求佩戴口罩后进入工作区。

52. 高校食堂相关人员如何做好个人防护？

食堂（餐厅）从业人员（食品采购、加工制作、供餐等与餐饮服务有关的工作人员）均应佩戴一次性帽子、口罩、手套；食堂采购人员或供货人员避免直接手接触肉禽类生鲜材料；摘除手套后及时洗手。

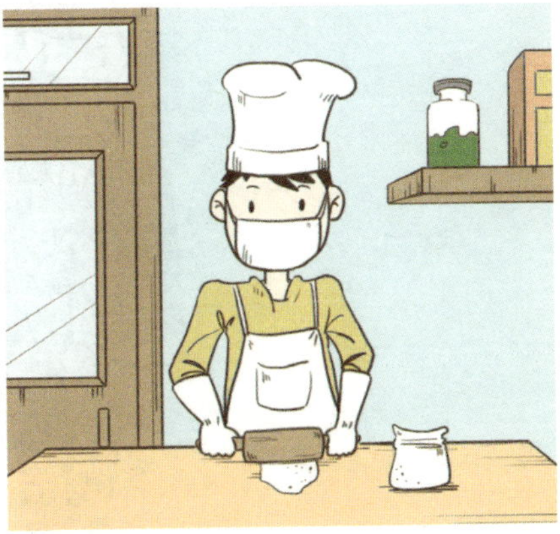

53. 高校保洁人员如何做好个人防护?

保洁人员工作时须佩戴一次性橡胶手套、口罩，将垃圾分类，每日定期集中回收处理。对纸巾、口罩等接触口鼻的垃圾装入黄色医用垃圾处理袋，不得与食物等其他垃圾混放，使用 75% 酒精或含氯消毒剂对垃圾桶进行消毒处理，扎紧垃圾袋口并至少保持作用 30 分钟；其他不接触分泌物及排泄物的垃圾，可按生活垃圾直接处理。同时做好校园消毒工作，工作结束后及时洗手消毒。

54. 高校安保人员如何做好个人防护?

应在门口设置专人值守。所有安保人员要佩戴口罩，避免与其他人密切接触，做好各项防护措施，如有外来人员，需认真询问和登记外来人员状况，发现异常情况及时报告。

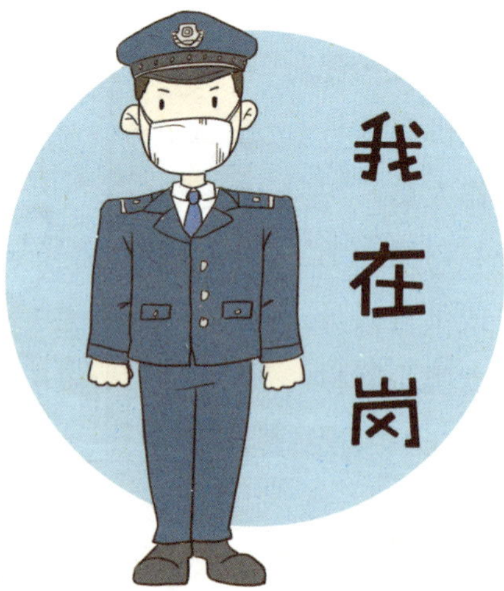

家属区居住人员篇

家属区作为学校功能区的一部分，其居住人员需积极配合学校新型冠状病毒肺炎的疫情防控工作，有效防控新型冠状病毒在家属区和校园内的传播，确保全校师生员工及家属身体健康和生命安全。

55. 普通家庭如何居家消毒？

疫情持续期间，外出回家后及时洗手，或用乙醇类消毒剂擦拭。桌椅等物体表面每天做好清洁，定期消毒；有客人（身体健康状况不明）来访后，及时对室内相关物体表面进行消毒，可选择 75% 酒精等消毒剂或湿巾擦拭消毒。室内做好通风换气。

56. 老人、儿童等特殊人群如何做好个人防护？

人群普遍对新型冠状病毒缺乏免疫力，老年人、青壮年、儿童及婴幼儿均有发病。老人、儿童更应做好日常防护，勤洗手，外出佩戴口罩，注意平衡膳食，合理营养，适度运动，保持居住环境清洁，保持室内空气流通。

57. 家人出现可疑症状应采取何种措施？

做好隔离防护，并根据病情进展及时送其就诊。就诊时应避免使用公共交通工具，避免前往人群密集的场所。就诊时应主动告诉医生发病后的接触史，配合医生开展相关调查。患者的家庭成员应佩戴口罩，与无症状的其他家庭成员保持距离，避免传染。若家庭中有人被诊断为新型冠状病毒肺炎，其他家庭成员如判定为密切接触者，应进行 14 天医学观察。有症状的家庭成员就诊后，应对其活动空间和全部接触物品进行消毒。

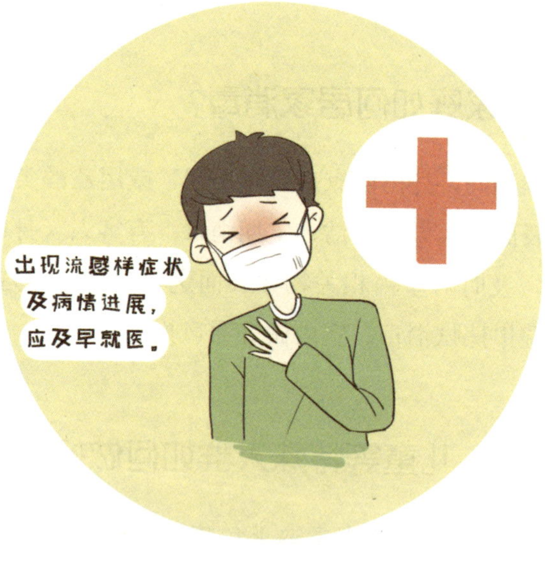

58. 外出应注意什么？

- 家属区工作人员应该严格遵守学校规定，出入校门要出示证件，并接受出入校园的有关检查。
- 就近选择购物地点，尽可能选择人员较少的场所，出门佩戴口罩，减少接触公共物品的频次和时间，回到家中将物品外包装袋集中丢置户外相应垃圾桶，并及时洗手。

59. 快递和外卖等可以取吗？

- 减少不必要的快递；如果必须收发快递，争取能够到收发点。
- 与快递员或外卖员接触前，戴好口罩，收到快递 / 外卖后，要及时洗手，并及时去除快递 / 外卖的外部包装。
- 去除外部包装后，对快递 / 外卖的内部物品包装要用消毒湿巾、酒精棉等擦拭消毒。

快递等流动人员篇

学校作为开放性场所，在维持日常运作中存在一些外来流动人员，而这些流动性较高的群体往往存在较大的传播风险，根据目前对该疾病的认知，制定本部分内容。原则上学校应禁止校外人员及车辆进入校园；确因特殊需要进校须经校内相关单位或个人到校门口现场确认，经保卫保密处同意，并出示有效证件办理进校手续后方可进校；进入时须配合安保人员进行体温检测及实名登记工作。

60. 快递人员如何做好个人防护？

- 要做好防护，戴口罩和手套。
- 有条件应对每个快递包装消毒（在不影响包装的前提下）。
- 争取能够放到固定收发点，而不是点对点地上门去送。
- 若确需上门服务，请放到门口后离开，最好不要直接递给接收者，不要直接接触，可以电话沟通确认收货事宜。
- 下班后注意摘下这些防护用品，换下工作服，消毒洗澡。
- 如出现可疑症状，应立刻停止工作，向管理人员报告。

第四部分

基本防护知识

口罩

61. 如何选择口罩?

- 一次性使用医用口罩：推荐公众在非人员密集的公共场所使用。
- 医用外科口罩：防护效果优于一次性使用医用口罩，推荐在有疑似病例、前往人员密集的公共场所使用。
- KN95/N95 及以上颗粒物防护口罩：防护效果优于医用外科口罩、一次性使用医用口罩，公众在人员高度密集场所或密闭公共场所可佩戴。
- 医用防护口罩：推荐确诊患者转移时佩戴。

62. 如何正确佩戴口罩?

- 鼻夹侧朝上，深色面朝外（或褶皱朝下）。
- 上下拉开褶皱，使口罩覆盖口、鼻、下颌。
- 将双手指尖沿着鼻梁金属条，由中间至两边，慢慢向内按压，直至紧贴鼻梁。
- 适当调整口罩，使口罩周边充分贴合面部。
- 上述方法适用于常用的普通医用及医用外科口罩，其他类型口罩可根据口罩的佩戴说明进行佩戴。

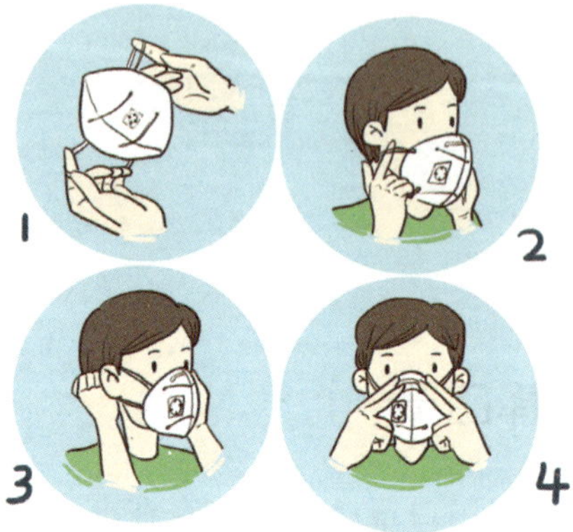

63. 使用后的口罩如何处理？

健康人群或未接触病例及疑似病例的人群佩戴过的口罩，没有新型冠状病毒传播风险，使用后按照生活垃圾分类的要求处理即可。疑似病例及其护理人员用过的口罩，按照医疗废物收集、处理，在处理完口罩后，要清洗双手。废弃口罩放入垃圾桶内，使用75%酒精或含氯消毒剂对垃圾桶进行消毒处理。

64. 口罩可以清洗、消毒吗？

普通口罩不能进行清洗、加热或消毒处理。清洗和消毒的方法通常会导致口罩的防护性能降低。对于全面或半面型防护面具，通常可更换过滤元件，对这类呼吸器可依据产品使用说明进行清洗或消毒，但不允许清洗过滤元件。医用标准的防护口罩有使用期限，要专人专用，一般连续佩戴4小时后或口罩发生、变形、脏污、损坏、潮湿时要及时更换。在保障公众健康的前提下，可适当延长口罩的使用时间和使用次数。

洗手

65. 什么情况下需要洗手？

- 接触脏东西后，接触食物或者鼻黏膜、眼结膜等黏膜之前。
- 去医院、看护病人后。
- 外出或购物回家后。
- 处理宠物粪便后。
- 给孩子换尿布后。
- 擤鼻涕、揉眼睛后。
- 做饭前、冲奶粉前。
- 摘戴隐形眼镜前。

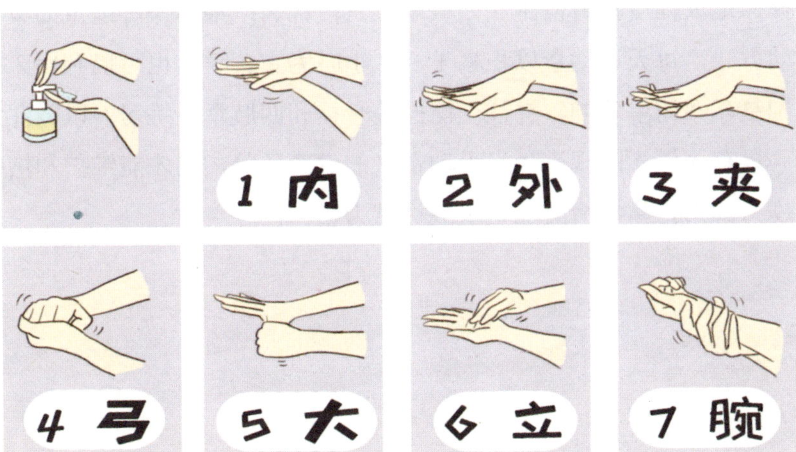

66. 只用自来水洗手可以吗？

只用自来手冲洗效果很有限。必须用抑菌洗手液、香皂或肥皂认真洗手并擦干，才可以达到除菌消毒的效果。

提高免疫力

67. 疫情期间是否应该进行体育锻炼？

虽然号召大家尽量居家，但是在家期间要避免久坐少动，要配合科学合理的体育健身，居家期间每天应该保持一定的运动量，可以选择原地大幅度摆臂慢跑、太极拳、八段锦、广播体操等适量的柔和运动方式，每天运动量以积累 1 ～ 2 小时为宜。睡前也可以利用床或瑜伽垫，做简单瑜伽、脊柱平衡操等脊柱和四肢牵拉练习，以微汗为度。只有这样才能规避久坐少动带来的健康风险，也才能维护和增强免疫力，为打赢疫情防控阻击战贡献力量。

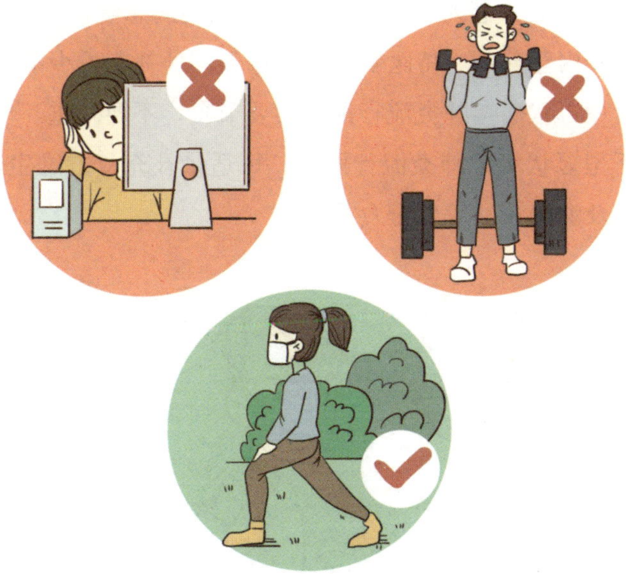

68. 疫情期间在饮食方面应当注意什么？

- 每天摄入高蛋白食物，包括鱼、肉、蛋、奶、豆类和坚果，可在平时的基础上适当加量；不吃野生动物。不吃生鸡蛋，不喝生蛋清，不煮溏心鸡蛋，尤其是对于抵抗力较低的婴幼儿、孕妇及老年人来说。鸡蛋在烹饪之前，也务必先清洗蛋壳。
- 每天吃新鲜蔬菜和水果，在平时的基础上加量。
- 适量多饮水，每天不少于 1 500 毫升。
- 食物种类、来源及色彩丰富多样，每天不少于 20 种食物。不要偏食，荤素搭配。
- 保证充足营养，在平时饮食的基础上加量，既要吃饱，又要吃好。

- 饮食不足、老人及慢性消耗性基础疾病患者，建议增加商业化肠内营养剂（特医食品），每天额外补充不少于 500 大卡。
- 新型冠状病毒肺炎流行期间不要节食，不要减重。
- 新型冠状病毒肺炎流行期间，可适量补充复方维生素、矿物质及深海鱼油等保健食品。

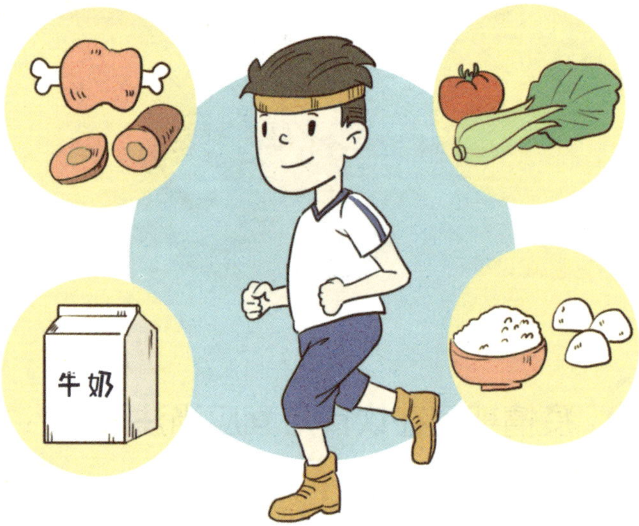

69. 疫情期间在睡眠方面应当注意什么？

睡眠不足会造成免疫力的下降，所以即便是在休假期间，我们也不要熬夜，早睡早起，保证充足的睡眠。每天保证睡眠时间不少于 7 个小时。

70. 如何正确获取疫情信息？

通过政府、权威机构发布的信息，了解本次新型冠状病毒肺炎疫情、防控知识等相关信息。减少对疫情信息的过度关注，减少不科学信息对自己的误导，不信谣、不传谣，对散播谣言的行为坚决抵制和纠正。

心理健康

71. 如何调整自己的心理状态？

关注可靠信息，学习科学知识，不要盲目恐惧。
保持规律作息，合理安排生活，追求内心充实。
科学调适心理，摆脱负面情绪，保持平和心态。

疫情严重期间，建议继续在室内自我隔离，避免交叉感染。可以做一些能让自己感觉更好的事情，丰富生活，放松心情并转移注意力，例如看电视、看书、听音乐、运动、玩游戏。

72. 如有心理问题应该如何咨询？

可以前往行业协会寻找专业心理咨询人员，如心理学会、心理卫生协会等；也可以去学校寻找专业心理辅导老师，或去当地医院寻找心理科医生或精神科医生；当前许多高校、心理卫生机构也针对这次疫情开设了心理辅导等热线电话和网络服务，也可以拨打这些热线电话或网络服务。

我国部分地区心理热线电话及网络服务

- 北京师范大学心理咨询与服务中心：400-188-8976
- 浙江师范大学心理辅导 QQ 服务：632640053　397863438（1 月 29 日开始至开学，每天上午 09:00—12:00，下午 14:00—17:00）
- 湖北省心理咨询协会：15342296955
- 武汉市心理精神卫生中心：027-85844666
- 北京师范大学心理咨询与服务中心：400-188-8976
- 上海市精神卫生中心：021-64387250
- 苏州市心理卫生中心：0512-65791001
- 杭州市心理卫生中心：0571-85029595

结 语

万众一心，没有翻不过的山；心手相牵，没有跨不过的坎。疫情就是命令，防控就是责任。疫情发生以来，党中央高度重视，始终把人民群众的生命安全和身体健康放在第一位，有关部门各司其职，军队积极支援地方疫情防控，各地区成立了党政挂帅的领导小组，广大医务人员无私奉献、英勇奋战，广大人民群众众志成城、团结奋战，打响了疫情防控的人民战争，打响了疫情防控的总体战，全国形成了全面动员、全面部署、全面加强疫情防控工作的局面。在党中央集中统一领导下，在各方面共同努力下，防控工作正有力开展。高校学生和教职工应坚定必胜信念，更加团结，更加坚强，共克难关，共托希望，为夺取疫情防控胜利贡献力量，齐心协力打赢疫情防控阻击战！

参考文献

[1] 国家卫健委疾控局 . 新型冠状病毒感染的肺炎公众防护指南 . 北京: 人民卫生出版社，2020.

[2] 中国疾病预防控制中心 . 新型冠状病毒感染的肺炎诊疗方案（试行第四版）. 2020.

[3] 中国疾病预防控制中心 . 公共场所新型冠状病毒感染的肺炎卫生防护指南 . 2020.

[4] 段小丽 . 暴露参数的研究方法及其在环境健康风险评估中的应用 . 北京：科学出版社，2011.

[5] 环境保护部 . 中国人群环境暴露行为模式研究（成人卷）. 北京：中国环境出版社，2013.

[6] 国家卫健委 . 新型冠状病毒传播途径与预防指南 . 2020.

[7] 国家卫健委疾控局 . 新型冠状病毒感染的肺炎防控方案（第二版）. 2020.

[8] 北京市教育委员会 . 北京高校疫情防控工作指南 . 2020.

[9] 北京市疾病预防控制中心 . 新型冠状病毒感染的肺炎流行期间高校防控指引（第一版）. 2020.

[10] 国务院联防联控机制 . 不同人群预防新型冠状病毒感染口罩选择和使用技术指引 . 2020.

北京科技大学
环境暴露与健康研究中心

北京科技大学环境暴露与健康研究中心以“减少暴露，改善健康”为宗旨，长期致力于“环境污染人体暴露与健康风险评估”领域，在暴露行为模式、暴露测量和健康风险评估、“环境污染的健康效应”以及“环境基准、环境健康风险评估与管理相关标准及政策”等方面深入开展了前瞻性、系统性的研究工作。在环境保护部（现生态环境部）的支持之下，该中心负责人段小丽教授牵头组织开展我国首次全国范围内大规模的“中国人群环境暴露行为模式研究”，编制我国首套人群暴露参数手册，主编了《暴露参数调查技术规范》（HJ 877—2017）、《暴露参数调查基本数据集》（HJ 968—2019）等标准，相关技术成果“区域环境污染人群暴露风险防控技术及其应用”获得“2018 年国家科学技术进步奖二等奖”，为我国环境暴露评价和健康风险防范提供了重要的科技支撑。

中国环境科学研究院
环境基准与风险评估国家重点实验室

中国环境科学研究院环境基准与风险评估国家重点实验室是我国生态环境系统唯一的国家重点实验室，也是我国生态环境领域为数不多的重点实验室之一。重点实验室于 2011 年获科技部批准建设，2014 年通过验收，2015 年通过科技部组织的第一次综合评估。

实验室紧密围绕环境基准与风险评估领域研究的发展趋势，以国家战略目标和重大科技需求为导向，以提升原创性的基础和应用基础研究能力为目标，以建设具有国际影响的开放型环境基准与风险评估高层次优秀人才培养基地和具有国际影响力的创新团队为主要任务，从“区域 / 流域环境质量演变规律和分区理论”“环境基准”“环境风险评估理论与技术”三个方向开展基础、应用基础研究和基础性工作。

新形势下，实验室紧紧围绕国家生态文明建设和污染防治攻坚战的战略目标，面向国际科技前沿，在环境质量演变、环境基准和风险评估新理论、新技术，以及管理支撑关键技术等方面开展创新研究，充分发挥行业部门国家重点实验室的特点和优势，形成目标导向型的基础研究特色，为国家生态环境保护精准化管理和生态环境风险管控提供有力支撑。

北京航空航天大学
空间与环境学院环境化学与毒理学实验室

北京航空航天大学空间与环境学院环境化学与毒理学实验室基于环境学科发展前沿和环境与健康研究的国家需求，在环境污染化学、生态毒理、健康效应、环境基准和风险评估等领域开展了深入系统的研究，尤其在重金属污染物和人工纳米颗粒的污染特征、生态毒性、污染控制和环境管理、环境健康风险评价等方面积累了丰富的研究经验，取得了众多可借鉴的原创性科研成果，在国内外学术界产生了重要影响。实验室共承担国家省市地区科研项目40余项，在环境领域的重要学术期刊上发表SCI论文120余篇，相关研究成果获北京科学技术奖一等奖1项，教育部科技进步奖二等奖1项，教育部技术发明一等奖1项。实验室成员有广泛的国际合作与交流，近几年来分别与美国、加拿大、日本、澳大利亚等国家和地区的顶级环境科学研究机构开展了科研合作与人员交流，并取得丰硕成果。